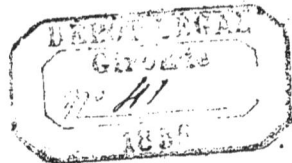

DU MODE DE PROPAGATION

DU

CHOLÉRA-MORBUS

PAR

AUGUSTE BONNET, D.-M.-P.,

Chevalier de la Légion-d'Honneur, ancien Professeur de Pathologie interne
à l'École de Médecine de Bordeaux, membre honoraire et ex-président
de la Société de Médecine de la même ville, membre correspondant de
la Société Médicale d'émulation, de la Société de Médecine-Pratique et
de la Société Médico-Pratique de Paris, de la Société Médicale de Douai,
de la Société de Médecine de Toulouse, de la Société de Médecine de
Marseille, de la Société d'Agriculture, Sciences et Arts d'Agen, etc., etc.

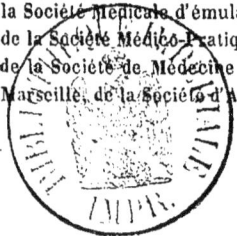

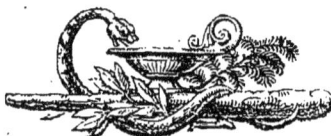

BORDEAUX,

IMPRIMERIE DE J. DUPUY ET COMP., RUE MARGAUX, 41.

—

1856

AVANT-PROPOS.

Mon but, en publiant cet opuscule, n'a pas été seulement de chercher à résoudre l'un des problèmes les plus compliqués de la médecine ; je me suis proposé aussi de familiariser avec ce problème les personnes étrangères à notre art, et de les prémunir par là contre l'impression fâcheuse que produisent presque toujours sur elles l'approche ou l'invasion du choléra.

On aurait tort de se figurer, selon moi, que ce fléau terrible n'est à redouter qu'à cause de la gravité qui lui est propre ; il l'est également, et à un plus haut degré peut-être, parce que les données que nous possédons sur son mode de développement nous viennent à-peu-près toutes de traditions écrites sous l'influence d'opinions systématiques ou d'une vive terreur. Nul doute que l'immensité de ses ravages ne soit due, au moins en partie, et aux idées universellement répandues sur son origine, et à l'espèce de vertige qui s'empare, pour l'ordinaire, des esprits lors de son apparition. S'il n'en était pas ainsi, on a beau dire, la mortalité dont il s'accompagne ne présenterait pas cette particularité, qu'elle est en général plus considérable là où les populations ignorantes, superstitieuses, imbues de croyances et de préjugés qui ne sont plus de notre temps, se montrent par cela même plus accessibles aux étreintes de la peur et du désespoir.

C'est donc faire une œuvre utile et méritoire que de s'attacher à rectifier les idées des masses sur le mode de développement du choléra. Dépouiller cette affection du merveilleux dont on s'est plu à l'entourer ; démontrer qu'elle naît et se multiplie comme une foule d'autres qui ne nous inspirent pas de frayeur, c'est lui ôter une portion de son énergie et de sa virulence, c'est maintenir le calme et la tranquillité dans les esprits, c'est diminuer les chances de perturbation et de désordre, c'est, en un mot, arriver à un résultat qu'on n'a pas atteint jusqu'ici, et que je serais heureux d'avoir obtenu.

DU MODE DE PROPAGATION

DU

CHOLÉRA-MORBUS.

————— @@ —————

Parmi les questions importantes qui se rattachent à
l'histoire du choléra-morbus, il en est une (son mode de
propagation) qui méritait particulièrement de fixer l'attention des gens de l'art. Mais cette question, pour être
traitée avec fruit, devait être dégagée de tout ce que l'a-
mour du merveilleux, les narrations lointaines, les préoc-
cupations systématiques ou de la peur, y ont introduit
d'évidemment insoutenable ou de prestigieux ; et c'est ce
qui m'a déterminé à ne m'occuper ici que de la solution
que les néo-contagionistes en donnent aujourd'hui.

Le problème, ainsi réduit, n'est pas assurément sans
présenter de sérieuses difficultés ; mais on a l'avantage
d'opérer sur une doctrine toute récente, en harmonie sur
quelques points avec l'état actuel de nos connaissances,
et qui, par cela même, n'offre ni l'obscurité ni l'antiquité

mystérieuse de celle de la contagion (1) ; elle est en
réalité d'ailleurs le dernier refuge de ceux qui croient
encore à la possibilité de la transmission du choléra par
le contact. C'est donc à elle qu'il faut s'attacher ; mais,
avant tout, il me semble utile de revenir un peu sur le
passé et de commencer par dire que la polémique qui
s'est élevée au sujet de la contagion et de l'infection (2),
n'est qu'une dispute de mots, ou a une grande importance, suivant la manière dont on l'envisage.

Elle n'est qu'une dispute de mots, si, agrandissant le
sens généralement attribué au mot contagion, on l'applique aux maladies qui se développent par voie d'absorption pulmonaire ; car les maladies infectieuses, pour
n'être pas communicables par le toucher, comme les
affections contagieuses proprement dites, n'en ont pas
moins cela de commun avec elles, qu'elles se transmet-
tent d'un individu souffrant à un individu sain, et produisent un état morbide qui est constamment le même.

Elle a une grande importance, au contraire, si on la
considère dans ses rapports avec l'hygiène publique ;
car, dans ce cas, elle a eu toujours pour objet de provo-

---

(1) Je dis l'antiquité de la doctrine de la contagion, bien
que cette doctrine ne date à-peu-près que du 16me siècle,
époque à laquelle Fracastor la créa ; mais ses divers élé-
ments se trouvent pour la plupart consignés par ci, par là,
dans les auteurs grecs et romains. Le médecin de Vérone
n'a fait en définitive que formuler en principes ce que les
livres et la tradition lui avaient transmis.

(2) On entend par contagion : — la transmission d'une
maladie par contact médiat ou immédiat, c'est-à-dire par
le contact des malades ou des objets qui leur ont servi. —
Et par infection : — la transmission d'une maladie par voie
d'absorption pulmonaire, c'est-à-dire par la respiration
d'un air impur, ou, si l'on aime mieux, d'un air vicié par
un principe délétère.

quer la réforme et le perfectionnement de notre système sanitaire, en éclairant la prophylactique de certaines maladies. C'est sous ce dernier point de vue que les infectionistes de tous les temps l'ont envisagée.

Lorsque Devèze proclama à la fin du siècle dernier que, parmi les affections réputées contagieuses, il y en avait une, la fièvre jaune, qui ne se communiquait pas par le contact et dépendait d'un principe répandu dans l'air, ce n'était pas simplement pour constater que cette fièvre n'était due, ni au toucher, ni à l'inoculation ; il avait un but, une pensée d'un ordre plus élevé, et qui était de démontrer que le typhus d'Amérique ne se développant jamais par le contact, n'exigeait pas les mêmes moyens préventifs que les affections contagieuses , et partant ne devait pas être soumis à notre régime sanitaire. C'est là ce que voulait, ce à quoi aspirait Devèze : pour le reste, il ne se dissimulait pas que la transmission par l'intermédiaire de l'air ambiant est un mode de communicabilité tout aussi bien que le toucher ; et si, au lieu de lui conserver le titre de *contagion*, il lui assigna celui d'*infection*, c'est parce qu'il savait que les mots exercent une remarquable influence sur l'esprit des hommes, et et que le plus sûr moyen de les soustraire à leur empire, est de leur ôter les occasions de s'en servir.

Les partisans de la doctrine de l'infection qui vinrent après Devèze, eurent, ainsi que lui, principalement en vue de réformer, d'améliorer notre législation sanitaire, et pour ne parler que d'un seul, personne n'ignore que les recherches, les travaux immenses du célèbre Chervin, avaient uniquement pour but et eurent pour résultat d'amener le gouvernement à abolir en quelque sorte le régime des quarantaines, de la séquestration en ce qui concerne la fièvre jaune.

Ce que Chervin obtint pour la fièvre jaune, d'autres l'ont obtenu depuis pour la peste ; et la première fois que le choléra se déclara parmi nous, on s'accorda à-peu-près unanimement à penser que nos lois sanitaires ne lui étaient pas applicables.

On en était là en France sur le mode de propagation du choléra, et le fait de sa transmission par le moyen de l'air était passé depuis longtemps à l'état de chose jugée, lorsque, en 1849, plusieurs médecins firent revivre, avec quelques modifications pourtant, les principes et les idées des contagionistes à son égard. Je dis quelques modifications ; car ces Messieurs, tout en établissant que le choléra est contagieux, pensent qu'il naît et se multiplie le plus souvent à l'instar des affections épidémiques, et veulent qu'on comprenne parmi les cas de contagion ceux où la maladie se développe par voie d'absorption pulmonaire. D'où il suit, que le choléra aurait trois manières de se propager : — l'*influence épidémique, la transmission par l'intermédiaire de la muqueuse bronchique, et la contagion proprement dite.*

C'est en cela que consiste la théorie des néo-contagionistes au sujet du choléra. Mais, des trois modes de propagation qui lui servent de base, le premier seul n'est susceptible d'aucune objection solide. Quant au second, c'est-à-dire à la transmission par voie d'absorption pulmonaire, ce serait par trop s'écarter du sens attribué au mot contagion, que de l'appliquer à des cas de ce genre. On entend, en effet, par le mot contagion, la transmission d'un état morbide par contact médiat ou immédiat ; dans l'espèce qui nous occupe, au contraire, c'est la respiration d'un air impur qui détermine le mal. Ce sont là, on a beau faire, deux modes de propagation diamétralement opposés. Chacun d'eux, d'ailleurs, entraîne des indications hygiéniques qui font une nécessité de les distinguer : l'un a pour conséquence rigoureuse la séquestration des sujets, l'autre veut qu'on les tire du lieu infecté et qu'on les dissémine au dehors; l'un réclame impérieusement la conservation de notre vieux régime sanitaire, l'autre fait un devoir de l'abolir, ou tout au moins de le modifier profondément. Il n'y a pas évidemment entre eux de conciliation possible, et persister à les comprendre sous une dénomination commune , c'est concourir bénévolement au maintien d'un système sanitaire dont les populations, le commerce et l'industrie, ont eu pendant trois siècles cruellement à souffrir.

Vainement objectera-t-on qu'il n'y a pas d'inconvénient à se servir du mot contagion pour qualifier la propagation d'une maladie par voie d'absorption pulmonaire , dès le moment qu'on met en pratique les mesures préventives que l'hygiène publique prescrit en pareil cas ; les faits viennent tous les jours déposer contre cette assertion. Si la doctrine de la contagion était nouvelle, si dans les hautes comme dans les basses régions de la société, on n'était pas imbu de ses principes , il pourrait, à la rigueur, en être ainsi ; mais les gouvernants, comme le vulgaire, sont depuis des siècles dominés par cette idée, que le mot contagion est inséparable des mots quarantaine , séquestration , cordon sanitaire (1) ; or, la puissance des mots est telle, je l'ai dit déjà, que le plus sûr moyen de se soustraire à leur empire est de s'ôter les occasions de les employer.

En supposant donc que les deux modes de propagation dont il s'agit ici ne différassent pas essentiellement entre eux, l'intérêt de la science, celui surtout de l'humanité, ne permettent pas de les confondre sous une dénomination commune, et font une loi de les désigner chacun par un nom particulier.

---

(1) Ce qui le prouve, c'est que partout où cette opinion a pris faveur, on réclame le maintien ou le rétablissement de la séquestration ; ce qui le prouve encore, c'est que partout où l'on croit à la contagion, on voit se renouveler l'affligeant spectacle de malades délaissés même par leurs proches, et qui restent ainsi sans secours, sans consolations, voués à une mort à-peu-près certaine.

Reste à examiner maintenant ce qu'il faut penser du troisième mode de propagation admis par les néo–contagionistes. Dans ce but, et pour procéder avec méthode, je ferai d'abord observer que ce qui frappe surtout dans l'histoire du choléra, c'est que son importation, par les individus ou les objets contaminés seuls, c'est-à-dire en l'absence de toute influence épidémique (1), n'y est prouvée nulle part : des ON DIT, des allégations vagues, des versions qui varient suivant la position sociale, quelquefois même l'intérêt privé des narrateurs, voilà ce qui a été successivement invoqué dans tous les pays pour l'établir. — Le choléra se déclare à Sunderland ; quelle peut être la cause de ce fléau? — « Ce sont, disent les contagionistes, des lits de plumes qu'un navire venant de Riga et de Cronstadt a apportés; *car qui pourrait répondre que dans ces lits* il ne s'en est pas trouvé qui aient servi à des cholériques? Pendant la traversée, d'ailleurs, des matelots sont morts; il est vrai qu'on ne sait pas de

---

(1) Quand un état morbide a été importé dans un pays, sa reproduction, s'il en est susceptible, s'effectue de deux manières : *sans ou avec le concours d'une influence épidémique.*

Dans le premier cas, c'est le contact médiat ou immédiat qui la détermine. Exemple : Un individu atteint de la petite vérole est transporté dans une ville ; on le place dans un appartement bien vaste, bien aéré ; on met en pratique autour de lui tous les moyens que l'hygiène prescrit, et néanmoins il donne sa maladie à la personne qui le touche et le soigne, pour peu que cette personne soit disposée à la contracter. Il y a ici véritablement contagion. C'est ce qu'on appelle *importation directe*, et qu'il serait mieux de nommer *importation suivie de transmission directe ou immédiate.*

Dans le second cas, ce n'est qu'après que les miasmes qui se dégagent du corps du patient ont saturé l'air amquelle maladie : mais *qui oserait assurer que ce n'est pas du choléra-morbus ?* » (1)

Un enfant en apprentissage chez un tisserand, près Kirkintilock, a le choléra. Après lui, dans la même maison, la femme du tisserand fut attaquée ; à quinze pas, une vieille femme, et à côté une famille composée de quatre enfants, etc. Comment est survenu le premier cas ? — « Il venait d'arriver, disent encore les partisans de la contagion, des bateaux dans le voisinage. *Est-il bien improbable* qu'un enfant soit allé *jouer dans un de ces bateaux ? C'est effectivement ce qui est arrivé,* comme le constate un journal d'Edimbourg. Or, si le fait est vrai, serait-il sans la moindre vraisemblance que, dans le temps où le choléra régnait à Sunderland, à Newcastle, dans tous les villages bordant les rivages de la mer du Nord, l'un de ces bateaux, qui fréquentait les mêmes parages, ait eu un malade, et que pour éviter les restrictions qui pesaient sur la navigation seulement, on l'ait

---

biant, que la reproduction du mal peut avoir lieu. Exemple : Un homme venant d'un lieu infecté et y ayant contracté le germe de l'épidémie, rentre chez lui. — S'il habite un quartier malsain, si sa maison est humide et basse, si la chambre où il couche est petite, étroite et disposée de telle sorte que l'air ne puisse pas s'y renouveler facilement, si l'on n'a pas soin de vider les vases qui contiennent les matières des vomissements, si, dis-je, et comme cela n'arrive que trop souvent, toutes ces circonstances se trouvent réunies, l'air ambiant ne tarde pas à se vicier et à acquérir des propriétés nuisibles ; il donne alors ou peut donner la maladie à un ou à plusieurs des assistants. Les faits de ce genre appartiennent à l'infection, et c'est ce qu'on appelle importation avec le concours d'une influence épidémique.

(1) *Étude du choléra-morbus en Angleterre et en Écosse,* par Delpech, page 223 (1832).

dissimulé ? Que le malade soit mort ou non, le lieu dans lequel il aura vécu est dangereux pour les autres. Et quoi de mieux disposé pour conserver des miasmes que la cabine d'un bateau? La vieille femme qui demeurait en face et la famille de la maison attenante n'ont eu, dit-on, aucune communication avec le premier enfant ; *qui peut l'assurer ?* (1) Et, en l'admettant, si un enfant a trouvé un foyer d'infection, pourquoi aurait-il été inabordable pour d'autres ? » (2) — Tels sont les faits dont on s'est servi pour prouver que le choléra fut importé à Sunderland, et de là dans divers autres lieux de la Grande-Bretagne, en 1832. Ce qu'on a publié sur son apparition en Perse, en Russie, en Pologne, etc., n'est ni moins fastidieux ni plus satisfaisant : bruits populaires, assertions sans preuves, ce sont partout les mêmes données, la même argumentation.

Au surplus, s'il a pu y avoir controverse pour les pays dont je viens de parler, il ne saurait en être de même pour le nôtre. Personne n'ignore la manière dont le fléau terrible qui nous occupe s'y manifesta pour la première fois. S'il nous était venu d'une autre contrée, il aurait successivement attaqué celles qui sont sur la route de la capitale, et non sévi de prime-abord sur cette dernière ; c'était la marche naturelle qu'il devait prendre Or, ni les lieux intermédiaires, ni les villes, ni les bourgs situés sur les frontières des Etats alors infectés, n'en avaient vu d'exemples (3). Sur quoi, d'ailleurs, pourrait-on se fon-

---

(1) Ces messieurs, on le voit, ne citent aucun fait positif. *Qui peut l'assurer ? Qui peut répondre ? Est-il bien improbable ?* Cette manière d'argumenter peut être commode ; mais, à coup sûr, elle n'est pas propre à jeter beaucoup de jour sur une question.

(2) Delpech, ouvrage cité, page 220.

(3) Rapport de l'Académie, 1832.

der pour admettre son importation à Paris ? Celui qui en
fut le premier atteint (le cuisinier de M. de Lobau) n'a-
vait communiqué avec aucun individu venant d'Angleterre ou d'Allemagne. A moins qu'on ne veuille, comme
je ne sais quel journaliste, qu'il eût pris sa maladie en
touchant un gigot dont un Anglais, arrivé la veille (23
mars 1832), avait mangé (1). Mais cet Anglais, qui était
sain en ce moment, resta tel pendant tout le cours de
l'épidémie. Comment supposer, d'après cela, qu'il introduisit parmi nous le choléra ? Direz-vous qu'il a pu avoir
le germe de cette affection, ne pas la contracter, et la
communiquer néanmoins ? Mais, alors, ce n'est plus le
doute philosophique et l'esprit d'examen qu'il faut ap-
porter dans l'étude des sciences, c'est cette foi robuste qui
ne repousse ni les faits gratuits ni les invraisemblances
les plus grandes ; et, en procédant ainsi, vous ramènerez
la médecine au point juste où elle était vers le douzième
ou le treizième siècle.

Mais ce n'est pas seulement à Paris qu'à cette époque le
choléra se développa, on ne sait comment ; il en fut de
même de presque tous les pays qui en furent ultérieure-
ment infectés. Lorsqu'il parut à Nantes, les lieux circon-
voisins en étaient exempts. Bordeaux le vit naître et mourir dans son enceinte ; Arles en fut frappée peu après, et
il ne s'étendit pas au reste du Midi (2). Plus tard, il se déclare à Rochefort, gagne Charente, va jusqu'à Saintes, et
ne pousse pas plus loin sa course vagabonde. Neuf cas se
manifestent à Aiguillon (Lot-et-Garonne), et il n'en sur-

---

(1) On avait signalé, je le sais, quelques cas avant le 24
mars 1832 ; mais ces cas furent considérés comme spo-
radiques, et l'individu par lequel commença l'épidémie
fut réellement le cuisinier de M. Lobau.

(2) *Rapport sur le choléra-morbus qui a régné dans le
midi de la France en* 1835, par les professeurs Dubreuilh
et Rœsch, page 222.

vient aucun autre, ni dans la ville ni dans le département.
A Toulouse, la maladie attaque dix ou douze personnes
et s'éteint. Ces faits sont péremptoires et militent puis-
samment contre la transmission du choléra par le contact. Si cet état morbide se propageait de la sorte, on ne
le verrait pas s'abattre sur un village et respecter le village
voisin. Les personnes qui vont d'un pays infecté dans un
pays sain, l'y apporteraient inévitablement. Or, outre que
nous possédons une foule d'exemples d'importation directe sans communication immédiate (1), le choléra se
déclara sans importation préalable à Bordeaux (2), à
Nantes, à Aiguillon ; il en fut également ainsi, d'après
MM. Rœsch et Dubreuilh, à Sauve, à Monfrin, à Aramon,
à Vallabrégues, à Beaucaire, à Fourgues, à Lourmarin, à
Cadenet, au Cheval Blanc ; en un mot, dans la plupart des localités du Midi de la France qui furent ravagées,
en 1835, par le choléra.

Les statistiques qu'on a produites à l'appui de la contagion du choléra pourraient être invoquées, selon moi, si
elles fournissaient les moyens d'affirmer d'une manière
certaine, positive : là, ce fut un homme venant du foyer
de l'épidémie qui la communiqua ; ici, ce furent des objets ayant servi à des cholériques qui donnèrent la maladie à ceux qui les revêtirent. Or, partout où l'on a avancé
de pareils faits, on s'est borné à les énoncer (3). Ces sta-

---

(1) Voyez les exemples de ce genre d'importation que
je cite plus bas.

(2) Il en a été de même en 1849, 1854 et 1855.

(3) Il ne suffit pas de dire qu'un individu a été pris du
choléra en soignant un cholérique ; il faut encore qu'il
soit bien établi que cet individu ne se trouvait pas à son
tour sous l'influence de l'épidémie ; qu'il n'a pu en conséquence la contracter que par le toucher. Or, c'est pré-
cisément ce sur quoi on a négligé de nous édifier ; partout
on s'est borné à supposer vrai ce qui était à démontrer,

tistiques pourraient être invoquées encore, si le choléra avait un développement successif et régulier ; mais personne n'ignore la bizarrerie de sa marche. On le voit tour à tour avancer, rétrograder, aller à droite, gagner à gauche ; en un mot, sauter d'un endroit dans un autre, dans toutes les directions, et laissant toujours sur sa route des lieux sains ; ce qui ne devrait pas être ; car, enfin, s'il va contagier une ville éloignée, pourquoi ne le ferait-il pas de celles qu'il est préalablement obligé de traverser ?

Il est avéré, au surplus, que les lois préventives ne servent à rien contre le choléra. Calais, où le régime sanitaire était en vigueur, fut, après Paris, la première ville affectée, en 1832. Dieppe, au contraire, où toutes les provenances d'Angleterre entraient librement, n'en fut atteinte que longtemps après. En Prusse, les cordons sanitaires eurent les plus déplorables résultats. A Naples et dans toute l'Italie, on ne s'en est pas mieux trouvé. Partout où l'on a voulu séquestrer les lieux et les objets contaminés, la maladie a pris un degré d'énergie et de virulence qu'elle n'avait pas auparavant.

Une circonstance qu'il importe de noter également, c'est que le choléra commence par des cas épars, et le plus souvent sur des sujets qui n'ont eu entre eux aucun rapport médiat ou immédiat. A Bordeaux, le premier individu qui en ressentit les atteintes, en 1832, fut un marinier, qui, après avoir fait un souper copieux et indigeste, s'était endormi dans son bateau et avait passé la nuit à la belle étoile ; le second fut un jardinier (1). Ces

---

et que, pour mon compte, je me crois parfaitement le droit de contester.

(1) En 1849, les choses se passèrent à-peu-près de la même manière ; le premier cas de choléra, bien avéré, qui se manifesta alors à Bordeaux, fut celui d'un marin qui était de retour de l'Inde depuis six mois, et qui n'a-

deux malades demeuraient très-loin l'un de l'autre et ne s'étaient jamais vus. A Marseille, la première épidémie commença par deux personnes qui logeaient ensemble. Quelques jours plus tard, un courtier de commerce, un juge au tribunal, appartenant à des quartiers différents, succombèrent à ses attaques. A Toulon, un marin, venant on ne sait d'où, mourut cholérique le 21 juin. Le surlendemain, un forçat du Bagne, un gendarme à l'Arsenal, une femme en ville, furent frappés aussi mortellement, et l'on ne put constater aucune communication entre ces trois personnes. Il en fut de même à Monfrin, à Saint-Gilles, à Aix, et dans une foule d'autres localités.

Tout concourt à démontrer, comme on voit, que l'importation directe ne fut, ni en 1832 ni en 1835, le moyen par lequel le choléra s'introduisit dans notre pays. Nous ne lui en fûmes pas plus redevables en 1849, en 1854 et en 1855. Ce que nous savons de ces trois dernières épidémies ne permet pas de douter que le contact n'ait été pour rien dans leur développement. On a bien, par-ci par-là, signalé quelques faits qui semblent militer en faveur d'une opinion contraire ; mais ces faits ne sont en réalité que de simples coïncidences, ou tiennent à ce que les sujets se trouvaient, depuis plus ou moins longtemps, sous l'influence de l'épidémie ; et pour ne parler que des plus importants ou des mieux circonstanciés, il en est très-certainement ainsi de ceux dont M. Guérin entretint l'Académie, le 24 avril 1849 ; car, outre qu'il faudrait admettre que le soldat

vait eu de relation avec personne venant du foyer de l'épidémie. Le second et le troisième eurent lieu neuf jours après : un marchand d'eau et le domestique d'un vacher furent atteints de la maladie ; ils demeuraient à une très-grande distance du premier et ne l'avaient jamais vu.

Guilbert (1), qui n'avait que la diarrhée, et qui, en définitive, n'avait pas le choléra, put le donner à son frère,
ce qui assurément n'est pas vraisemblable, il resterait à
se demander pourquoi Guilbert, qui venait de contagier
son frère, ne rendit personne malade dans l'hôpital où il
entra, et pourquoi les voisins de sa famille, qui étaient
en libre pratique avec elle, furent tous préservés, à l'ex-
ception d'un enfant de onze ans. Une pareille immunité
ne saurait trouver une explication plausible dans la manière dont se développent et se propagent les affections
contagieuses. On en conçoit facilement, au contraire, la
possibilité, en l'attribuant à une influence de localité.

N'est-il pas plus rationnel, en effet, de rattacher les
cas de ce genre à une règle générale dont la justesse est

---

(1) Le fait dont il s'agit est relatif à la manière dont le
choléra se développa à Hamel, village situé à très-peu de
distance d'Amiens. Voici en quoi il consiste, d'après une
lettre écrite par un médecin du lieu à M. Guérin, et com-
muniquée à l'Académie par ce dernier.

« Il n'y avait à Hamel, commune rurale, à 25 kilomètres
d'Amiens, non plus que dans les communes voisines, aucun cas de choléra, lorsque le mercredi, 4 avril, arrive
dans le village, venant de Paris, où il tenait garnison, un
soldat nommé Guilbert, du 52e de ligne, et atteint de
diarrhée. La diarrhée datait déjà de quelques jours et avait
été accompagnée dans le début de malaise général, de
perte d'appétit et de maux de cœur. Guilbert est reçu
dans la maison paternelle, où il reste alité le jeudi, le
vendredi et le samedi. Le dimanche matin, il se rend à
l'Hôtel-Dieu d'Amiens.

» C'est aussi ce même jour que Guilbert (André), âgé
de 32 ans, frère du militaire, éprouve les atteintes d'un
choléra foudroyant, qui, sans prodrôme, sans cholérine,
le tua en douze heures avec les symptômes les plus ca-
ractéristiques. André Guilbert était marié ; il n'habitait
pas la maison paternelle, mais il s'y était rendu plusieurs

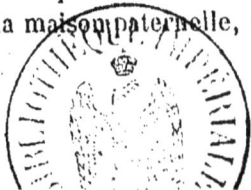

2

démontrée par une foule d'exemples, notamment ceux de
Toulouse, en 1832, et d'Aiguillon (voyez p. 13 et 14), où le
choléra, survenu inopinément et sans contagion préalable, s'est borné à frapper neuf, dix ou douze individus?
N'est-ce pas également parce qu'ils étaient dans des conditions hygiéniques semblables, que l'épidémie s'est ma-
nifestée chez les nourrissons des deux nourrices dont
parle M. Brochard, et qui sont mortes, l'une à Brunelles,
l'autre à Nogent ? (1).

Pour mon compte, je le pense, et cette étiologie est infi-

---

fois chaque jour depuis l'arrivée de son frère. — Deuxiè-
me cas : Guilbert père, âgé de 54 ans, ayant dix enfants,
vivant avec eux dans la misère, chez lequel est descendu
et a couché le militaire, éprouve le vendredi 6, c'est-à-
dire le second jour du séjour de son fils dans sa maison,
les symptômes d'une cholérine, et puis du choléra auquel
il succomba après dix jours de maladie.—Troisième cas :
La femme d'André Guilbert, âgée de 30 ans, d'une frêle
constitution, est prise le 11 avril, trois jours après la
mort de son mari, d'une cholérine, puis du choléra, auquel elle succomba le 6. — Quatrième cas : Autre fils de
Guilbert père, âgé de 17 ans, demeurant avec lui, simple cholérine, guérison. — Cinquième cas : Un enfant
voisin qui fréquentait la maison est pris de choléra. —
Huitième cas : Un parent, choléra léger. » (*Abeille médicale*, numéro du 1er mai 1841, p. 127.)

J'ajouterai, pour compléter cette observation et faciliter
l'intelligence de ce que j'en ai dit plus haut, que le nommé Guilbert, qui n'était atteint que de la diarrhée lorsqu'il arriva chez son père, se rétablit sans avoir le choléra, et en tout cas ne le donna à personne dans l'hospice
où il fut admis.

(1) M. Brochard est médecin des épidémies à No-
gent-le-Rotrou. Voyez, pour ce qui concerne les faits dont
il argue, la séance du 24 avril 1849, de l'Académie de
Médecine.

niment plus simple et plus naturelle que celle qui consiste à faire du choléra, dans ces diverses circonstances, le résultat de la transmission d'un germe morbifique par le contact médiat ou immédiat. M. Brochard, il est vrai, n'attribue pas au toucher les cas dont il parle dans sa lettre à l'Académie. Il est, lui aussi, du nombre de ceux qui confondent l'infection avec la contagion, et qui donnent le titre de *contagieuses* à des maladies dont l'origine est incontestablement due à la respiration d'un air impur (1). Mais nous avons vu plus haut (p. 6. 7, &,) ce qu'il faut penser d'une pareille doctrine; et tout en reconnaissant que notre confrère de Nogent met à la défendre un remarquable talent, je me crois en droit de maintenir ce que j'ai dit de son peu de fondement, de ses inconvénients, même de ses dangers.

C'est encore de cette façon que les choses se sont passées pour les cas du même genre que MM. Velpeau, Chambay, Paidoleau, Rousseau, etc., signalèrent lors de la même épidémie; — pour ceux qui furent observés en 1854; — pour ceux enfin qui ont été recueillis cette année, et qui servent de thème aux partisans de la contagion. Parmi ces derniers, j'en citerai un qui m'appartient, et qui date seulement du mois d'octobre.

Une femme, habitant une rue étroite et malsaine sur les derrières du quartier populeux des Chartrons, passe la nuit auprès d'une de ses amies, atteinte du choléra, et qui en mourut. Le surlendemain, cette femme est prise dans la rue, à dix heures du matin, de vives coliques ; elle rentre précipitamment chez elle, et réclame les soins d'un officier de santé des environs. Quatre heures après, les accidents faisant sans cesse de nouveaux progrès, on vint me chercher. Je trouvai la patiente, étendue par terre sur un matelas, dans une chambre hermétiquement fer-

---

(1) Brochard. — Lettre écrite à l'*Union Médicale* le 30 octobre 1849. (*Union Médicale*, n° 127, p. 507.)

mée, et dans laquelle étaient réunies dix ou douze de ses voisines. On avait négligé les recommandations du médecin qui m'avait précédé, et tout conspirait à l'envi pour convertir l'appartement en un foyer puissant d'infection. Je fis sur-le-champ ouvrir les fenêtres et circuler l'air, vider deux ou trois vases contenant les matières des vomissements et des selles, laver les parties du plancher qui étaient salies par des immondices, et dégager avec modération de l'acide chlorydrique. Ces diverses mesures préventives n'empêchèrent malheureusement pas la malade de succomber ; mais elle, qui avait pris le choléra pour avoir passé sept ou huit heures dans un lieu où l'on n'avait mis en usage aucune des règles de l'hygiène, ne le donna à personne ; or, je suis persuadé qu'il n'en eut pas été ainsi, si, au lieu de se conformer à mes avis, les assistants avaient continué à ne rien faire pour empêcher l'air de se charger de miasmes délétères.

Ces sortes de faits, quoi qu'on en dise, ne viennent nullement à l'appui de la contagion du choléra. Il suffit de jeter un coup d'œil sur les détails qui ont été fournis à l'égard de chacun d'eux, pour se convaincre que les individus qui sont supposés avoir introduit l'épidémie dans un pays, l'ont effectué, non pas parce qu'on les avait touchés, mais bien parce qu'ils étaient dans des conditions hygiéniques telles, que les miasmes et les émanations qui se dégageaient de leur corps avaient dû nécessairement vicier l'air ambiant et transformer leurs appartements ou leurs maisons en de puissants foyers d'infection.

Au surplus, quand il serait vrai que les faits dont il s'agit ici eussent plus de valeur que je ne leur en prête, on pourrait leur opposer que le choléra s'est développé une quantité innombrable de fois en 1832, 1835, 1849, 1854 et 1855, sans le concours préalable d'aucune espèce de contagion, c'est-à-dire sans qu'on sache comment. On pourrait également leur opposer une foule de cas où il y a eu contact médiat ou immédiat, sans contagion consécutive. Des faits de ce genre ont été observés dans tous les temps, dans tous les lieux où le choléra a régné ; il n'est peut-être pas un médecin, ayant été témoin d'une épidémie cholérique, qui n'ait eu occasion d'en rencontrer. C'est pour cela que je me borne à n'en citer que quelques-uns ; les voici :

Une mère essaie de réchauffer son enfant tout glacé par le choléra, le serre sur son cœur pendant plus de quinze heures, et n'éprouve aucun trouble dans sa santé physique (1).

Une dame, venant de perdre son mari, le quitta pour aller, au milieu de son désespoir, se réfugier dans le lit de sa femme de chambre, qui, elle-même atteinte du choléra, mourut en quelques heures. Eh bien! cette dame, qui, après avoir soigné son mari, était restée à côté de sa femme de chambre, dans des draps fangeux et tout dégoûtants d'excrétions cholériques, n'eut pas le plus petit dérangement (2).

Le 27 février 1849, quinze cas se manifestèrent soudainement au dépôt de Saint-Denis ; et cependant, les détenues qui se trouvaient en contact avec les malades furent toutes exemptes de l'épidémie.

A cette même époque, plusieurs détenues du dépôt de Saint-Denis furent mises à Saint-Lazare, dans la division dont M. Collineau est le médecin ; il n'y survint pas un seul cas de choléra.

Au mois d'avril suivant, un courrier, parti de Paris, fut pris, en passant à Lyon, du choléra, et porté à l'hôpital de cette ville ; il y mourut, et ne communiqua sa maladie à personne.

Une dame, habitant le faubourg de Gand, où régnait l'épidémie, vint à Lille se réfugier dans sa famille. Pen-

---

(1) Discours de M. Joly, prononcé à l'Académie de Médecine, le 22 mai 1849.

(2) Joly, *ibid.*, *ibid.*

dant trois jours, elle resta bien portante ; mais, le quatrième, elle fut prise du choléra et mourut. Tous les autres membres de cette famille continuèrent à jouir d'une bonne santé (1).

Dans le courant du même mois, à Valenciennes, un enfant de cinq ans est affecté du choléra. Arrivé à la période algide, ses parents font tout pour le réchauffer : leurs soins sont inutiles. Sur le conseil d'un médecin qui ne croit pas à la contagion, ils placent entr'eux le petit patient ; la chaleur ne tarde pas à revenir, la réaction se prononce et la convalescence se dessine franchement. Eh bien! malgré ce contact immédiat et prolongé, le père, la mère et un autre enfant qu'elle nourrissait, sont restés exempts de toute atteinte cholérique (2).

A Arras, 350 hommes du génie habitaient une caserne où l'épidémie sévissait avec une grande intensité, et la plupart d'entr'eux avaient déjà la diarrhée. On les évacua, savoir : 150 sur la citadelle, dont la garnison était de 1,000 hommes, avec un nombreux personnel sédentaire, et 200 sur le grand quartier, occupé par les dépôts de divers régiments. Un seul cas de choléra se déclara parmi les militaires dirigés sur la citadelle le lendemain de l'évacuation. Ce cas excepté, les hommes des deux détachements qui avaient la diarrhée éprouvèrent une amélioration telle, que peu d'entr'eux durent être envoyés à l'hôpital. Mais ce qui mérite surtout d'être remarqué, c'est qu'aucun des nombreux soldats avec lesquels on les avait mêlés ne contracta la maladie (3).

---

(1) Communication faite à l'Académie par M. Merville, chirurgien en chef de l'hôpital militaire de Lille.

(2) Communication faite à l'Académie par M. Stiévenard, médecin à Valenciennes.

(3) Communication faite à l'Académie, le 18 septembre 1849, par M. Bonnafont, chirurgien en chef de l'hôpital militaire d'Arras.

Ces faits, on en conviendra, offrent une importance et un caractère de précision que les autres n'ont pas ; ils ne sont pas simplement de nature à les contrebalancer; ils les annihilent complètement.

Rien ne prouve, je le répète, l'importation du choléra, sans le concours d'une influence épidémique. On a beau nous dire qu'il est venu de l'Inde et qu'on a pu le suivre, en quelque sorte, étape par étape, je défie qu'on me cite un endroit où son introduction par les individus ou les objets contaminés seuls, n'ait pas été contestée et ne puisse pas même être victorieusement réfutée. Remarquez, d'ailleurs, qu'on ne saurait s'empêcher de m'accorder qu'il a la faculté de se développer spontanément. C'est très-certainement de cette manière qu'il est né dans le delta du Gange, réputé son foyer primitif. Or, s'il s'est manifesté là sans le secours de l'importation, pourquoi n'en aurait-il pas été de même pour les autres pays ? C'était bien une épidémie de choléra spasmodique que celle qui régna en 1643, et dont Germain Vander-Heyden nous a conservé l'histoire (1). Cependant, on ne songea nullement alors à le faire venir de l'Asie ; son origine locale fut admise sans difficulté.

Si l'importation du choléra, en dehors de toute sphère d'activité épidémique, se trouve contredite par le raisonnement et par les faits, sa transmission par le contact doit l'être également; car l'une suppose l'autre, et en est la conséquence nécessaire. Au reste, si l'on a pu croire pendant

---

(1) Pour s'en convaincre, il suffit de jeter un coup d'œil sur l'observation suivante : « Appelé chez un patient, seulement cinq heures après l'attaque de cette félone maladie, je le trouvai accablé de tout ce qui pouvait servir de pronostication funeste, savoir : sans aucun pouls et parole, n'étant ses évacuations qu'une liqueur semblable au clair laict, qui dénotaient la destruction de nature yestre ; avec ce furent les yeux si enfoncés, qu'à grand peine on les voyait, et les bras et les jambes si re-

un temps à la réalité de ce mode de propagation, aujour-
d'hui cela n'est plus permis. Réfléchissez à la multitude de
personnes qui ont vu et touché des cholériques impunément;
les médecins, les sœurs de charité, les infirmiers, ont prodi-
gué leurs soins aux malheureux atteints de l'épidémie, partout où elle a régné, et n'en ont pour la plupart rien éprou-
vé. A Moscow, le docteur Jachnichen s'inocule du sang
d'un cholérique, et plus tard la matière rejetée par les vomissements; en Pologne, le docteur Foy répète les mêmes
tentatives d'inoculation et goûte les matières vomies : à
l'hôpital d'Alost, en Belgique, un médecin se couche dans
le lit d'un homme qui venait de mourir du choléra , un
infirmier s'y met après lui ; à Marseille, un frotteur suce
la piqûre d'une veine et avale le sang qu'il aspire. Aucun
de ces courageux expérimentateurs n'a été atteint de la
maladie. J'ai moi-même pratiqué trois autopsies dans un
hôpital temporaire dont je fus chargé en chef, en 1832;
ma santé n'en fut pas un instant altérée.

Il n'y a rien, selon moi, qui puisse infirmer de pareils
faits. Vainement objectera-t-on que les individus dont
j'argue ici n'étaient pas prédisposés, et que c'est pour cela
qu'ils n'ont pas eu le choléra. Il est impossible que, parmi tant d'hommes et de femmes qui ont été exposés à la
contagion, il ne s'en soit pas trouvé beaucoup qui fussent
aptes à en recevoir le germe. L'expérience nous apprend
que les personnes qui ont l'heureux privilége de ne pas

---

tirés de la convulsion , et si coyes qu'on n'y remarquait
point de mouvement, et si froid d'une moiteur lui demeu-
rée de sa sueur froide et visqueuse, qu'à le voir et toucher, on l'eût jugé plus tôt mort que vif, et ce nonobs-
tant, par le moyen du laudanum de Théophraste, il revint
par la grâce de Dieu à sa santé entière. » (Germain-
Vander-Heyden , discours et advis sur les flux de ventre
douloureux , sur le trousse-galant, dict choléra-morbus.
Gand, 1643, in-8°.)

contracter telle ou telle affection contagieuse sont toujours
en très-petit nombre. On ne peut donc exciper d'un défaut de
prédisposition pour expliquer les cas nombreux de non-
contagion que j'ai cités : ce serait faire la règle de l'ex-
ception, et par conséquent procéder d'une manière fort
peu logique.

Dira-t-on encore qu'il est d'observation que lorsque
la maladie se déclare dans une maison, elle ne se borne
presque jamais à n'affecter qu'un seul individu, et qu'il
n'en serait pas ainsi si elle n'était pas contagieuse ? D'a-
bord, je conteste le fait, pour les habitations vastes, bien
aérées et situées dans un lieu salubre. Quant à celles qui
sont basses, humides, mal percées, ou qui ne contiennent
que de petits appartements, on ne saurait nier que l'épidémie ne s'y propage souvent avec une effrayante rapidité, une fois qu'elle y a pénétré; mais loin d'attribuer cet
incident à la transmission d'un germe morbifique par le
contact, je n'y vois que le résultat de la viciation de l'air
par des miasmes qui se dégagent du corps des cholériques et de leurs déjections.

Une preuve que ce n'est point parce qu'on les touche,
mais bien parce qu'on respire l'air qui les entoure, qu'ils
communiquent alors la maladie, c'est que ces mêmes
cholériques, placés dans des locaux plus grands et mieux
disposés, peuvent être soignés et le sont même toujours
sans danger. M. Piorry s'est assuré, par des expériences
bien faites, que l'encombrement, l'étroitesse des loge-
ments, sont une cause puissante de propagation du choléra. Cette circonstance a été signalée plus tard par M. Dubreuilh et M. Rœsch; elle l'avait été déjà en Russie et
dans tous les pays où le choléra a régné; quand elle ne
l'aurait pas été, on aurait pu l'admettre à priori et par
analogie; car on sait depuis longtemps que la plupart des
épidémies ne font jamais plus de ravages que dans les
établissements peu espacés et non ventilés, dans les maisons étroites et continuellement remplies par les servants,

les amis, les parents du patient ; en un mot, là où l'air ne
se renouvelle qu'imparfaitement, et où beaucoup d'hommes se trouvent rassemblés.

Telle est en réalité la cause de la multiplication et de
la gravité des cas ; c'est l'encombrement, c'est la viciation de l'air qui donnent alors au choléra une virulence et
une faculté de reproduction qu'il n'a pas ordinaire-
ment.

Les faits de ce genre, on a beau dire, ne sont nullement favorables à la contagion , soit qu'on l'applique à
tous les cas, soit qu'on la restreigne à un petit nombre,
comme le font maintenant certains pathologistes, qui
prétendent que le choléra, bien que se propageant le plus
communément par infection, peut, dans quelques circonstances rares et exceptionnelles, se développer par le contact. Cette dernière opinion, d'ailleurs, est en opposition
directe avec l'observation qui atteste que les affections
véritablement contagieuses ne perdent jamais ce caractère. Admettre qu'une maladie qui n'est pas contagieuse
ici, peut le devenir *là*, parce que les conditions hygiéniques et de localité y sont plus mauvaises, c'est aller
contre ce qu'il y a de plus positif et de mieux arrêté en matière de pathogénie ; car il a été de tout temps reconnu
qu'une individualité morbide ne peut avoir deux natures,
ou changer de nature et rester la même. Toutes les fois
donc qu'une maladie n'est pas transmissible par le toucher dans un endroit, on peut hardiment en conclure
qu'elle ne saurait l'être dans un autre.

Pour en finir, au surplus, relativement à la prétendue
contagion du choléra, j'ajouterai que nous ne possédons
aucun fait qui prouve que les cholériques qu'on trans-
porte d'un endroit dans un autre, aient donné en plein
air, sur une route, leur maladie à qui que ce soit. Nous
n'en possédons aucun non plus qui prouve qu'un cholérique placé dans un appartement vaste , bien aéré, et où
l'on met en pratique tous les moyens préventifs que l'hy-

giène prescrit, ne puisse pas toujours être soigné impunément par les assistants.

Dès le moment que le choléra n'est communicable, ni
par le contact des malades , ni par celui des objets contaminés, il faut en chercher la cause ailleurs; et pour
cela, commençons par rappeler qu'on l'a successivement
attribué : — à la saturation de l'air par des molécules de
cuivre (Cagnard et Latour); — à la présence du même
métal dans la viande qui sert de nourriture (Chevreuil);
— à des insectes (Limousin-Lamothe, en 1832, Vialle et
Capello , en 1836) ; — à l'introduction dans l'économie
d'un corps nouveau, et qui agit à la manière des plus
violents poisons (Giacomini); — à la déclinaison orientale
de l'aiguille aimantée (Souty) ; — à des brouillards qui
se forment dans l'atmosphère (Blampignon, de Mery-sur-
Seine); — à des corpuscules que deux médecins anglais,
MM. Brettan et Swaignes, prétendent avoir découverts
dans les déjections des cholériques, et qu'ils nomment
corps annulaires, cellules, champignons du choléra (1); —
à un fluide tellurique; — à la prédominance de l'électricité négative ou résineuse ; — aux variations brusques
de l'atmosphère ; — au vent du nord-est ou du nord-
ouest; — aux passions ; — aux boissons ; — aux professions, &.

Toutes ces opinions, selon moi, doivent être rejetées !
les unes ne sont que des hypothèses où l'invraisemblance
ne le cède qu'à la singularité ; les autres, moins dérai-

_____

(1) Cette opinion, qui date de 1849, eut alors assez de
retentissement à Londres pour attirer l'attention de la Société Microscopique de cette ville et l'engager à s'en occuper. Il résulte des recherches auxquelles M. Buck , son
président, s'est livré, que les prétendus champignons
cholériques de MM. Brettan et Swaignes ne sont : les uns
que des particules de farine ou de son altérés ; les autres
des sporules d'une espèce d'*urédo* ou de *nielle*.

sonnables sans doute, ne reposent sur aucun fondement solide. En effet, les boissons, les professions, les passions, l'électricité, les variations brusques de l'atmosphère, ne peuvent être considérées que comme des conditions pathogéniques qui seraient toujours incapables de produire à elles seules le choléra.

Cette affection terrible, quoi qu'on en dise, ne se développe et ne se propage que par l'intermédiaire de l'air ambiant. C'est là son unique et véritable étiologie ; c'est dans l'air que réside la cause qui la détermine. Mais il vaut mieux avouer franchement que nous ignorons la nature de cette cause, que de prétendre qu'elle consiste dans les principes morbifiques que les professeurs Dubreuilh et Rœsch appellent *semina* (1).

D'après ces Messieurs, comme on sait, le choléra produit les semina, et ceux-ci le produisent ensuite ; ce qui se réduit à dire que les semina sont d'abord effet, puis cause de leur propre cause. Mais si le premier cas de choléra qui se déclare dans un pays préexiste aux semina, il est clair qu'il dépend d'une autre cause ; et si cette dernière donne lieu alors à la maladie, pourquoi ne l'occasionnerait-elle pas plus tard ? Cette argumentation est simple, naturelle ; rien n'est plus gratuit, au contraire, que de supposer deux ordres de causalités, l'une pour le premier cas, l'autre pour les suivants.

La cause du choléra restera probablement toujours inconnue ; ce dont nous sommes sûrs seulement, c'est qu'elle a l'air pour véhicule. Que si l'on m'objecte que ce dernier a été analysé avec le plus grand soin à Paris, lors de l'épidémie de 1832, et qu'on n'y a trouvé, comme par le passé, que de l'azote et de l'oxigène, je répliquerai que, de ce qu'un agent morbifique échappe à nos moyens d'investigations, on n'est nullement en droit d'établir qu'il

---

(1) *Rapport sur le choléra-morbus qui a régné dans le Midi de la France en* 1835, page 245.

n'existe pas. Personne ne doute aujourd'hui que les vapeurs qui se dégagent des eaux stagnantes ne soient la cause la plus efficace des fièvres intermittentes. Eh bien! les chimistes les plus habiles n'ont découvert aucun changement notable dans l'air des marais; quelquefois même il leur a paru plus oxigéné que celui des lieux les plus salubres. Faut-il conclure de là que les vapeurs dont il s'agit ici n'y sont pas contenues? Non, certes; il en est des exhalaisons marécageuses et de la cause du choléra comme du calorique : ce sont des principes matériels, insaisissables, mais dont les effets ne permettent pas de contester la réalité.

Quant à cette autre objection qu'on pourrait faire, *que puisque l'air est le véhicule de la cause du choléra, rien ne s'oppose à ce que celle-ci soit transportée au loin par l'atmosphère*, je rappellerai qu'une atmosphère chargée d'effluves, d'émanations putrides ou de miasmes, les voit toujours, par le fait seul de son mouvement, se disséminer, se raréfier et perdre leur propriété morbifique, avec une plus ou moins grande rapidité ; c'est pour cela que les épidémies de fièvres intermittentes, au lieu de parcourir les provinces, les royaumes, restent confinées dans les pays marécageux ; c'est pour cela que le véritable typhus ne se manifeste et ne se propage que là où il y a encombrement et saturation de l'air par des miasmes délétères ; c'est pour cela enfin que je ne crois pas aux *courants cholérigènes* de M. Audouart. Ces courants, s'ils existaient, subiraient la loi commune aux causes des autres épidémies et deviendraient d'une innocuité parfaite à une très-courte distance de leur point de départ. D'après moi, on le voit, la cause inconnue du choléra ne saurait être transportée au loin par le fait seul des vents ou du mouvement propre à l'atmosphère. Mais on conçoit que des individus venant d'un lieu infecté et atteints eux-mêmes de l'épidémie, puissent la propager, lorsqu'une fois arrivés chez eux, ils se trouvent dans des conditions hygiéniques telles, que les miasmes et les émanations qui se dégagent de leurs corps et de leurs déjections, doivent nécessairement vicier l'air ambiant, et la rendre dangereux pour les assistants. — Il y a dans cette circonstance, je le reconnais, véritablement importation (1); mais outre que les faits de ce genre ne militent pas en faveur de la théorie de la contagion du choléra (2), ils ne sont pas, à beaucoup près, aussi fréquents qu'on serait tenté de le croire au premier abord; car, dans la plupart des cas que les auteurs ont considérés comme tels, il y a eu coïncidence et non communication réelle. La meilleure manière alors de se rendre compte du développement de la maladie, c'est de lui attribuer une origine spontanée et purement locale (3). Cette opinion, que j'ai déjà fait pressentir plusieurs fois dans ce travail, me paraît démontrée non-seulement par l'épidémie dont Germain Vander Heyden nous a conservé l'histoire (4), mais par des milliers de faits qu'on a publiés dans ces derniers temps, et notamment par celui-ci : La ville d'Aiguillon, située entre le Lot et la Garonne, au confluent de ces deux rivières, eut, au commencement de juin 1835, ses environs dévastés par l'une des plus terribles inondations qu'on ait vues dans le pays. Quelques jours après, le choléra s'y déclara; neuf indi-

(1) Je me suis expliqué déjà à ce sujet. (Voyez page 10.)

(2) La meilleure preuve qu'on puisse en donner, c'est qu'ils réclament des moyens préventifs différents.

(3) Comme Rochoux émit, en 1849, à l'Académie de Médecine, une opinion tout-à-fait identique, je crois devoir dire ici que cette opinion se trouve consignée textuellement dans une brochure que je publiai en 1837, et qui a été couronnée par la Société de Médecine de Marseille.

(4) Voyez ce que je dis de cette épidémie, page 23.

vidus furent successivement atteints, et la maladie en resta là. Neuf cas, c'est bien peu, sans doute; mais ils furent presque tous mortels; et puis, il ne s'agit actuellement que de la cause qui les avait produits. Or, je soutiens qu'elle ne pouvait être que locale; car, outre qu'à cette époque il n'y avait pas eu de cholériques à cent lieues à la ronde, il n'est pas probable que la maladie s'y fût bornée à n'affecter que neuf personnes, si elle avait dépendu d'une cause générale et importée.

En résumé donc, le choléra n'est pas susceptible d'être importé par les individus ou les objets contaminés seuls, c'est-à-dire en dehors de toute sphère d'activité épidémique; il ne se communique jamais par le contact médiat ou immédiat; il prend presque toujours naissance dans les lieux mêmes où il se manifeste (1); sa cause, une fois produite, se répand dans l'air et ne se propage que par ce moyen.

---

(1) Je dis presque toujours, parce que nous venons de voir que des individus arrivant d'un lieu infecté et atteints eux-mêmes de l'épidémie, peuvent à leur tour la propager, lorsque, par suite des mauvaises conditions hygiéniques où ils se trouvent placés, l'air qui les entoure devient un foyer puissant d'infection.

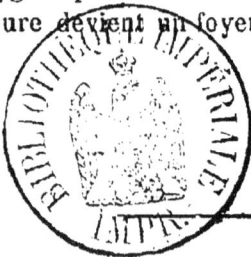

www.ingramcontent.com/pod-product-compliance
Lightning Source LLC
Chambersburg PA
CBHW070738210326
41520CB00016B/4495